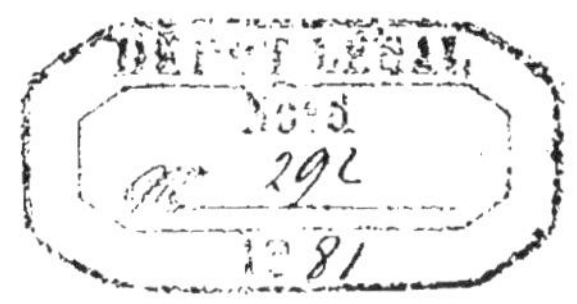

Vaccine.

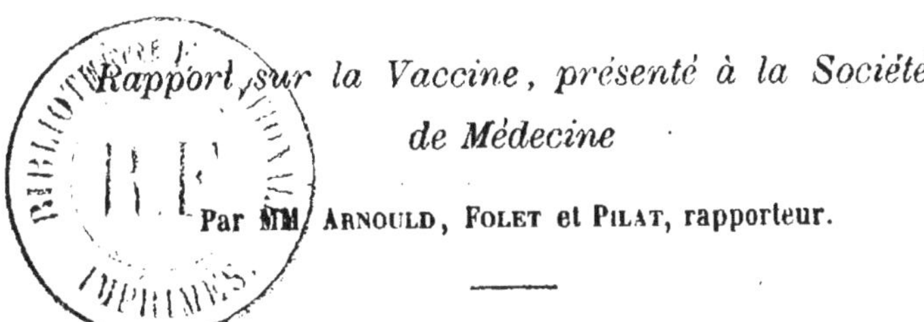

Rapport sur la Vaccine, présenté à la Société de Médecine

Par MM. Arnould, Folet et Pilat, rapporteur.

Messieurs,

Depuis un certain nombre d'années, les épidémies de variole se sont multipliées d'une manière inquiétante dans le département du Nord et dans une partie de la France, à tel point qu'il est peu de communes qui, depuis 20 ans, n'aient été visitées plusieurs fois par elles, et pour ne citer que le chef-lieu de notre département, nous rappellerons ici les épidémies de 1868, 1870-71 et 1877, qui toutes ont fait un grand nombre de victimes, surtout celle de 1870, qui enleva à la population lilloise 2100 et quelques sujets, tant parmi les enfants au-dessous de cinq ans que parmi les adultes. Aujourd'hui encore nous subissons une quatrième invasion de cette terrible maladie qui, à l'heure qu'il est, envahit successivement les divers quartiers habités par la classe ouvrière.

Aussi la question de la vaccination et de la revaccination, déjà si souvent agitée, est-elle de nouveau à l'ordre du jour, surtout depuis que la discussion à l'Académie de médecine sur ce sujet a eu ses échos dans toute la France.

M. le Préfet du Nord, frappé de cet état de choses et des conséquences graves qu'il entraine à sa suite, s'est adressé à la Société de médecine, pour avoir son avis sur certaines

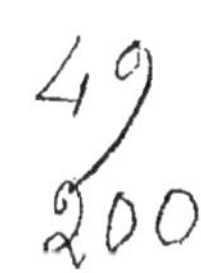

questions intéressant au plus haut degré la santé et l'hygiène publiques. Nous transcrivons ici la lettre que ce Magistrat, plein de sollicitude pour ses administrés, écrivit à M. le Président :

« Monsieur le Président,

» Chaque année, des épidémies de variole plus ou moins intenses se manifestent dans un assez grand nombre de communes ; parmi les causes auxquelles ces épidémies sont attribuées, sont les suivantes.

» 1° Affaiblissement de la puissance préservatrice du vaccin, faute de renouvellement périodique du virus pris à sa source (cow-pox) ;

» 2° Absence fréquente de vérification de la vaccine huit jours après l'opération.

» Chaque année, le Conseil général vote une somme de 5,000 fr. pour encourager les vaccinations, et des récompenses sont également accordées par le Gouvernement ; il serait donc fâcheux que l'on n'obtînt pas les résultats désirables, faute de bon vaccin, ou parce que les vaccinateurs négligeraient de s'assurer des effets de la vaccine.

» Je serai heureux d'avoir sur cette double question l'avis de la Société de médecine, faisant connaître les mesures qui lui paraîtraient devoir être prises pour remédier aux inconvénients signalés. Je vous serai obligé de vouloir bien provoquer cet avis et me l'adresser le plus tôt possible.

» Agréez, etc.

» *Le Préfet du Nord*,

P. CAMBON. »

Vous avez chargé de ce soin une Commission composée de MM. Arnould, Folet et Pilat (ces deux derniers ayant déjà commencé depuis quelques semaines des recherches et des expériences sur la régénération du vaccin. qui à leurs yeux aussi a perdu depuis plusieurs années une partie de sa virulence et de sa puissance préservatrice contre la variole. Avant d'aborder la question de la régénération du vaccin, il a paru utile à votre Commission de rappeler en quelques mots l'origine de la vaccination humaine et les diverses phases par lesquelles elle a passé depuis la fin du siècle dernier.

Origine de la vaccine. — C'est à Jenner, chacun le sait, que nous devons, sinon l'idée de la vaccination, car Raboul Pommier avait avant lui, en 1781, réussi à inoculer la picote des vaches à l'homme, du moins sa propagation et son application sur une grande échelle en Angleterre. Mais cette belle découverte, qui suffirait à elle seule, comme on l'a dit, pour illustrer son auteur, et qui constitue la plus belle conquête que la médecine ait faite sur la maladie la plus terrible dans ses conséquences, ne produisit pas tout d'abord, dans les autres pays du continent, tout le bien qu'en attendait son auteur, tant par suite des critiques acerbes dirigées contre elle par ses adversaires acharnés, que des préjugés existant dans le peuple contre son application.

On connaît l'histoire de sa découverte. Jenner avait constaté que certaines vaches laitières portaient sur leur trayons une éruption susceptible de se communiquer, avec tous ses caractères propres, aux mains des personnes chargées de les soigner et que ces mêmes personnes n'étaient plus exposées à contracter la variole. Néanmoins, il ne pensait pas, comme il l'a dit plus tard, que le cow-pox fût une maladie naturelle à l'espèce bovine, mais qu'elle provenait de la grease (eaux aux jambes) importée sur le pis de la vache par le palefrenier. Nous savons, en effet, aujourd'hui, que c'est le horse-pox (variole du cheval) qui souvent engendre le cow-pox, par transmission ou inoculation de l'espèce chevaline à l'espèce bovine.

Quoi qu'il en soit, cette observation fut pour Jenner un trait de lumière qui le conduisit bien vite à l'application de la vaccine à l'espèce humaine et à sa substitution à la variolation qui, en présence des désastres que produisait la variole dans les siècles derniers, avait été acceptée forcément comme un moyen prophylactique. On avait observé, en effet, que la variole sévissait avec moins de rigueur et était moins souvent suivie d'une catastrophe, quand elle était communiquée artificiellement. Mais la vaccine, outre qu'elle préservait également de la variole, n'agissait que localement et ne donnait pas lieu à des éruptions généralisées comme la variolation: aussi celle-ci fut-elle bientôt abandonnée. Jenner, dans sa pratique, sut aussi, par une observation attentive et sa sagacité naturelle, distinguer, parmi les éruptions variées qui peuvent apparaître sur le pis des vaches, le véritable cow-pox, celui dont l'inoculation préserve l'homme de la variole et peut, par conséquent, être considéré comme prophylactique. On rencontre quelquefois sur la vache d'autres pustules qui ne jouissent aucunement de cette propriété et peuvent être comparées, jusqu'à un certain point, à la varicelle de l'espèce humaine; le véritable cow-pox apparaît, d'après l'auteur, sous la forme de pustules caractéristiques qui, dès le début, sont d'un bleu pâle, ou plutôt un peu translucides et environnées d'une légère inflammation érythémateuse. Les pustules dégénèrent quelquefois, d'après le dire de Jenner lui-même, en ulcères phagédéniques très douloureux qui font maigrir l'animal et tarissent son lait par la fièvre.

Ces cas, toutefois, sont rares, et l'inoculation artificielle du cow-pox à l'espèce humaine sous le nom de vaccine, n'offre guère ces chances de phlegmasie, ni le caractère dangereux de la variolation humaine ; il conserve en passant par plusieurs bras son caractère inoffensif et préservatif.

Les recherches ultérieures n'ont pas confirmé pleinement l'opinion de Jenner sur l'origine du vaccin et, comme il arrive souvent pour les grandes découvertes, il rencontra sur sa route des adversaires et des contradicteurs ; on trouva, en effet, bientôt des éruptions vaccinales sur le pis des vaches, survenant sans aucune inoculation apparente d'un virus provenant du cheval, c'est-à-dire, un cow-pox primitif et spontané ; il était donc nécessaire de savoir lequel des deux virus, le horse-pox et le cow-pox, était le plus apte à l'évolution de la vaccine et offrait la garantie préservatrice la plus grande. La solution de la question n'était pas facile, il ne fallait pas s'en tenir seulement à l'observation pure des faits naturels, mais avoir recours à l'expérimentation.

Les expériences de M. Chauvau, de Lyon, ont levé une partie du doute à ce sujet, en démontrant que chez le cheval l'aptitude vaccinogène est extrêmement développée, qu'elle se constate par le nombre de cas de vaccine naturelle que l'on rencontre chez ce solipède.

L'éruption débute toujours dans les régions privilégiées : les lèvres, les naseaux, la région génito-anale et les extrémités : elle peut s'étendre et se disséminer sur toutes les parties du corps. Chez le cheval, la fièvre prodromique de l'éruption n'est jamais très prononcée, ni au point de vue de l'élévation de la température, ni à celui de la fréquence du pouls. L'éruption tardive du tronc a paru à cet expérimentateur moins virulente que la lymphe des pustules développées aux lieux d'élection.

L'aptitude vaccinogène du cheval est aussi confirmée par le résultat des inoculations sous-épidermiques de la lymphe des pustules ; ces inoculations, sur divers animaux de l'espèce chevaline, ont prouvé que la vaccine est indéfiniment transmissible chez eux et le produit des pustules toujours identiques sur les points inoculés.

Quant au cow-pox, qui est rare, paraît-il, parce qu'on n'a plus l'habitude de le rechercher chez la vache, il ne se rencontrerait, selon M. Chauvau, que sur le pis des vaches laitières, ce qui autoriserait à attribuer le plus grand nombre de ces éruptions à une inoculation directe exécutée par la main du vacher ; comme chez le cheval, la transmission s'opère indéfiniment d'un animal à un autre de la même espèce, quels que soient l'âge et le sexe. Sous ce rapport, il n'existerait aucune différence entre le cow-pox spontané et le cow-pox inoculé, et, de même que chez le cheval, chez la vache l'inoculation ne donne lieu qu'à une éruption localisée et non générale. Mais ici le virus va en s'affaiblissant avec le nombre des transmissions ; toutefois, il existe des exceptions à cette règle de la variolation animale, et M. Chauvau a vu, dans quelques unes de ses expériences, l'apparition chez de jeunes sujets d'un exanthème vaccinal secondaire plus ou moins généralisé, rappelant l'éruption vaccinale naturelle et spontanée, qui rend l'animal rebelle à une vaccination ultérieure.

De l'ensemble des expériences entreprises pour arriver à la recherche de la vérité, il résulte que l'organisation du cheval se prête merveilleusement à la culture du vaccin et beaucoup mieux que la vache, quelle que soit l'origine du cow-pox, qu'il soit transmis par le cheval ou développé spontanément.

Chez l'enfant, les résultats de l'inoculation du virus jennérien fréquemment répétée sembleraient à certains praticiens être inférieurs à ceux obtenus précédemment et leur feraient dire que le vaccin a dégénéré. En admettant ce fait comme probable, il serait utile d'abord de bien connaître les conditions qui peuvent affaiblir ainsi la virulence du vaccin, et il faudrait pour cela aborder ici la question de la nature du virus et du principe actif qui procure l'immunité à celui qui a été inoculé. Tout, dans cette question, est encore fort obscur, et les explications qu'on a tenté de donner à ce sujet ne sont basées que sur des hypothèses plus ou moins fondées. Que le principe actif du virus soit un germe, ou un ferment, ou même un microbe, se présentant sous la forme de corpuscules spongiformes, comme le veut M. Pasteur, nous savons qu'il faut, pour qu'il produise son effet, qu'il trouve un terrain propice, c'est-à-dire un organisme qui se prête à sa vie et favorise les transformations occultes qui conduisent à l'immunité variolique.

Comme c'est au moyen de la lymphe du horse-pox ou du cow-pox que se fait l'inoculation, il est possible que cette lymphe, en perdant des microbes dans son passage du cheval à la vache et de celle-ci à l'espèce humaine, ait perdu par cela même une partie de son activité. L'expérience nous a appris que le pus mélangé à ce liquide, au 8me ou 9me jour, du développement de la pustule annule le bon résultat de l'opération, mais d'autres altérations de la lymphe, que nous ignorons encore aujourd'hui, pourraient bien également contribuer à diminuer cette action préservatrice du virus au fur et à mesure qu'on s'éloigne du jour où la transmission s'est faite d'une espèce à une autre, c'est-à-dire de la vache à l'homme. Aussi, pour avoir un fluide clair et pur, faut-il le recueillir le 6me et tout au plus le 7me jour; la manière de conserver le vaccin, la santé du vaccinifère et de celui qui doit le recevoir, sont aussi les conditions essentielles d'une bonne vaccination et c'est pour avoir négligé toutes ces conditions que le vaccin semble avoir dégénéré et échoué souvent entre les mains des vaccinateurs, peu soucieux des qualités du fluide qu'ils emploient dans leurs opérations.

Le moment opportun pour recueillir le fluide vaccin chez l'enfant sera donc le 6me jour, il possède alors toute sa virulence qu'il perd rapidement quand la pustule est arrivée à la période de suppuration ; M. Dujardin-Beaumetz a obtenu plus de résultats complets avec le vaccin du 7me jour qu'avec celui puisé au 8me jour ; ainsi, sur 1376 vaccinations faites dans ces conditions, il a obtenu 1351 succès et 25 insuccès, et sur 66 revaccinations, 43 succès ; avec du vaccin puisé au 8me jour, il n'a obtenu que 73 résultats complets sur 143 revaccinations ; on pourra, toutefois, en cas d'urgence, le puiser plus tôt, c'est-à-dire vers le 5me jour, mais il est si peu abondant alors, qu'il est préférable d'attendre un degré plus avancé du développement du bouton.

L'âge des sujets n'est pas indifférent non plus pour avoir du bon vaccin, les enfants âgés de 15 à 20 jours produisent un fluide plus certain dans ses effets que celui provenant de personnes âgées, mais non vaccinées antérieurement, et aussi que le vaccin de personnes revaccinées.

Quelle que soit, du reste, la cause du retour fréquent des épidémies de variole, il est un fait certain aujourd'hui, c'est que la préservation va en s'affaiblissant à mesure qu'on s'éloigne de l'époque de la première opération vaccinale, et laisse accès à la petite vérole dans un temps plus court aujourd'hui qu'auparavant, que les opérations échouent plus souvent ou donnent lieu à des résultats moins parfaits sous le rapport du nombre et de l'aspect des boutons, dont les uns sont souvent en retard de plusieurs jours dans leur développement ; les différences sous ce rapport sont plus grandes encore quand il s'agit de revaccinations. C'est à peine si l'on obtient 25 à 30 résultats satisfaisants sur 100 opérations, ce qui discrédite, aux yeux du public, cette opération préservatrice ; toutefois, si elle ne met plus à l'abri de la variole, elle la modifie dans sa forme et sa gravité ; aussi voit-on, dans les pays comme en France. où la revaccination n'est pratiquée que sur une petite échelle, relativement à la population, la variole reparaître périodiquement à l'état épidémique, et choisir ses victimes, autant parmi les adultes qui n'ont pas subi la revaccination en temps opportun, que parmi les enfants non vaccinés antérieurement ou mal vaccinés.

En présence des faits observés, votre Commission a pensé qu'il y avait lieu de poursuivre les recherches entreprises précédemment pour arriver au renouvellement plus fréquent du vaccin journellement employé par les vaccinateurs, mais comme le cow-pox spontané est plus rare que le horse-pox, c'est à ce dernier qu'elle s'adressa; des essais avec ce virus n'étaient pas, toutefois, sans précédents. Déjà, en 1869, M. Pommeret et un des membres de votre Commission, avaient inoculé le horse-pox à la vache, mais le vaccin pris sur ce dernier animal, inoculé à l'enfant, échoua dans ses effets, parce qu'il avait été recueilli trop tard, le huitième jour, et nous savons aujourd'hui qu'il faut le puiser à son lieu de production, chez les vaches, du cinquième au sixième jour.

En 1879, M. Pingaud fit des essais à peu près semblables avec le horse-pox. Le virus de ce solipède fut inoculé directement à l'homme. Dans une première expérience il fut pris sur la muqueuse buccale d'un cheval et inoculé à sept soldats non vaccinés antérieurement; sur six d'entre-eux, il y eut des boutons à peine enflammés le sixième jour, quatre de ces derniers servirent à inoculer, le septième et le huitième jour, 64 militaires, dont 8 n'avaient pas été vaccinés. Le succès fut remarquable; chez 40 de ces hommes, les inoculations furent positives, ce qui donne une proportion de 64 %.

Dans une seconde expérience, on inocula le horse-pox à des génisses qui servirent à revacciner toute la garnison, mais avec le cow-pox ainsi provoqué artificiellement sur une série de vaches, afin d'en avoir toujours à sa disposition, le chiffre des succès ne fut plus que de 28 %, c'est-à-dire le même à peu près que celui que l'on obtient dans les revaccinations avec le vaccin Jennérien non renouvelé depuis longtemps.

Il est à regretter que ces essais n'aient pas été poussés plus loin, dans le but de pouvoir comparer la force préservatrice du vaccin des premières vaccinations ou revaccinations, avec celle du même vaccin provenant d'une 20e reproduction, par exemple, soit sur la vache, soit sur l'enfant, et d'étudier les conditions accessoires ou accidentelles qui peuvent affaiblir, dans l'espèce bovine, la vertu préservatrice du vaccin. Cette étude serait d'autant plus utile que, dans ces derniers temps, on a mis en pratique, en France et ailleurs, entre sujets d'espèces différentes, la vaccination et revaccination croisée, comme l'appelle M. Chauveau, ou la rétrovaccination. C'est ce que nous avons cherché à établir dans nos opérations, en formant des séries distinctes.

La variole de la vache, car c'est bien la variole qu'on lui a inoculée, ne présente, en passant par l'homme, sous le nom de vaccine, aucun des caractères graves de la variole humaine inoculée ; il n'y a pas d'éruption générale, mais seulement des pustules, là où s'est faite l'inoculation.

Nous abordons maintenant la partie expérimentale de notre tâche.

Dans le commencement de mars de cette année, M. Frélier, médecin-vétérinaire à Lille, ayant rencontré sur un cheval qu'il fut appelé à soigner, tous les symptômes d'une variole confirmée (horse-pox), et dont se trouve ci-jointe la description (1), en fit part à M. le docteur Folet, qui l'engagea à

(1) HORSE-POX, COW-POX ET VACCINE.

Le 2 mars 1881, je fus appelé chez M. C..., propriétaire à Lille, rue de Thionville, à l'effet de donner mes soins à une jument de race boulonnaise, propre au moyen trait, sous poil noir, âgée de quatre ans, qui, depuis la

inoculer une vache sur laquelle on pourrait se procurer ensuite du vaccin qu'on humaniserait par la vaccine pratiquée sur un jeune enfant. M. Frelier mit une grande obligeance, je dirai même du dévouement, à servir, dans cette circonstance, la cause de la régénératicn du vaccin, car il inocula le premier virus pris sur la vache, à sa fille âgée de quatre ans. Le résultat fut complet : six boutons bien développées sur six piqûres, mais elle éprouva, par exception, des phénomènes généraux assez sérieux pendant les premiers jours,

C'est le virus-vaccin pris sur cette enfant qui a servi à vacciner et revacciner les enfants et les adultes qui forment la première série de notre tableau statistique,

Le vaccin de notre deuxième série provient d'une vache

veille, déglutissait avec la plus grande difficulté les aliments qui lui étaient présentés.

Cette bête est triste, abattue ; les membres postérieurs, engorgés, rendent la locomoticn difficile ; quelques pustules se remarquent aux lèvres, ainsi que sur les tétines ; une salive filante, visqueuse, s'écoule sur le sol et simule la salivation de la fièvre aphteuse ; la langue, la face interne des lèvres et le voile du palais offrent une infinité de pustules, les unes intactes, ombiliquées à leur centre, de la dimension d'une pièce de 50 centimes ; les autres, en partie détruites par la mastication, convertissent presque toute la muqueuse buccale en une vaste plaie d'un rouge vif, d'une sensibilité extrême au toucher.

Les jours suivants, de nouvelles pustules apparaissent, de plus en plus nombreuses, sur toutes les parties du corps; les lèvres en sont littéralcment couvertes; plusieurs d'entre-elles atteignent le volume d'une petite noix, la cloison nasale se crible de pustules de la grosseur d'un pois, couvertes d'une croûte jaunâtre, simulant, jusqu'à un certain point, les pustules de la morve, avec cette différence toutefois, que la croûte, enlevée par le doigt, laisse à nu une plaie non ulcéreuse, présentant au contraire une petite élevure. Un jetage abondant, verdâtre, s'écoule continuellement des naseaux. Les paupières sont agglutinées par le virus qui s'écoule des pustules dont elles sont couvertes. On remarque, dans le vagin et la vulve, des milliers de boutons de la grosseur d'un grain de colza ; le clitoris seul échappe à cette éruption. Un liquide roussâtre s'écoule en abondance par la vulve. Les membres antérieurs et surtout les postérieurs, présentent çà et là des pustules très volumineuses; on en remarque une dizaine dans le pli du paturon, il s'en trouve aux bourrelets et jusque sur les talons. Ces dernières donnent une grande quantité de sérosité et sont plus longtemps inoculée avec le virus d'un second cheval atteint également de horse-pox; il nous a été transmis par M. Frelier sur des lancettes chargées le jour même, et a été employé immédiatement. Les résultats fournis par les personnes composant cette série, n'ont point sensiblement différé de ceux de la première série.

Celui de la troisième série était conservé depuis quinze jours sur des plaques de verre et provenait d'une cinquième transmission du horse-pox sur la vache. Les résultats qu'il nous a fournis sont inférieurs à ceux des deux premières séries. Depuis lors nous avons complètement échoué avec du virus conservé sur verre depuis un temps plus long et fourni par le horse-pox ayant passé successivement par un grand nombre de vaches. Il en a été de même avec du cow-

à sécher que toutes les autres. Le virus qui s'écoule pendant dix jours des pustules situées aux lèvres, est tellement abondant, que le cocher, plusieurs fois par jour, doit éponger la bouche de son cheval, pour lui permettre de prendre quelque nourriture.

Le dixième jour, s'ouvre, au niveau de l'articulation du jarret du membre postérieur droit, et du côté interne, un abcès qui laisse s'écouler une grande quantité de pus jaunâtre, assez mal lié, qui me fait craindre, pour un instant, une arthrite. Une lymphangite se développe à la face interne de ce membre; elle offre, sur son trajet, sept à huit boutons du volume d'une noix, ayant de la fluctuation à leur centre, mais une pommade fondante fait disparaître ces boutons en quelques jours.

Le douzième jour, un cordon lymphatique se remarque aussi de chaque côté de la face, partant des ganglions de l'auge, qui sont tuméfiés, très douloureux, et ont acquis le volume d'un œuf de poule.

Le quatorzième iour, toutes les pustules arrivent à leur dessication complète, le jetage disparait et la santé se rétablit.

En présence d'une éruption aussi caractéristique, je ne doutai pas un seul instant que j'avais affaire à une gourme dont le principal caractère était le horse-pox. — Je poussai plus loin mes investigations, je chargeai des lancettes de ce virus et j'inoculai trois vaches; sept piqûres faites à chacune de ces bêtes me donnèrent sept pustules de cow-pox de toute beauté; ces dernières le septième jour, me donnèrent une telle quantité de vaccin, que j'en chargeai plusieurs verres et lancettes que je distribuai à quelques docteurs de la ville. Le premier enfant vacciné de la sorte fut ma petite fille, âgée de quatre ans; ses pustules prirent de belles dimensions, et le septième jour l'enfant eut la pox considéré comme primitif, fourni par M. Frelier. Tout nous fait penser, en présence d'un insuccès complet sur 15 vaccinations et revaccinations opérées, qu'il s'agissait ici d'une de ces éruptions signalées par Jenner sur le pis des vaches, et qui diffèrent autant du cow-pox, que la varicelle de la variole. M. Folet a échoué également dans ses vaccinations avec le même vaccin.

Les résultats obtenus dans chaque série ont donné les chiffres suivants :

Première Série.

Sur 75 vaccinations, 73 succès, soit 97.26 %
et 371 revaccinations, 247 — — 66,57 %.

fièvre avec délire, à cause de l'intensité du vaccin. M. le docteur Folet, professeur à la Faculté de Médecine de Lille, chargea dix lancettes avec une seule pustule de l'enfant. Le huitième jour la fièvre disparut et les boutons marchèrent rapidement vers leur dessiccation. M. Follet, encouragé par ce premier résultat, me demanda de continuer mes inoculatisns de cow-pox sur d'autres vaches, afin de pouvoir fournir du vaccin à MM Rey, conservateur du vaccin pour le département du Nord, Pilat, professeur à la Faculté de Médecine, Van Peteghem, Pucelle et autres docteurs qui en désiraient Trois vaches sont vaccinées chaque semaine à cet effet.

Je ne puis passer sous silence une affection remarquable qui existait chez cette jument quinze jours avant l'invasion du horse-pox ; je veux parler des eaux aux jambes ; elles étaient situées au-dessus du fanon du membre postérieur droit et avaient une étendue d'un décimètre de longueur sur cinq centimètres de largeur ; elles étaient entourées de quelques pustules de horse-pox dont la sérosité se mélangeait à leur secrétion abondante. Comme beaucoup d'auteurs pensent que les eaux aux jambes ne sont autre chose que le horse-pox, j'attendis la dessication de toutes les pustules, et j'inoculai alors à une vache la sérosité qui s'écoulait toujours en abondance de ces eaux. Cette inoculation ne me donna aucun résultat. — La concordance de ces deux maladies, horse-pox et eaux aux jambes, n'implique donc pas leur similitude ; ce sont, dans le cas présent, deux maladies complètement différentes, la présence des eaux aux jambes étant due sans doute au tempérament lymphatique du sujet qui, trois semaines auparavant avait été débilité par une angine gourmeuse.

Lille, le 23 mars 1881.

A. Frelier.

Deuxième Série.

Sur 35 vaccinations, 33 résultats, soit 94,28 %
et 295 revaccinations, 185 — — 62,71 %.

Troisième Série.

Sur 13 vaccinations, 12 résultats, soit 92,30 %
et 72 revaccinations, 38 — — 54,17 %.

Avec le vaccin Jennerien, non régénéré, nous avons obtenu dans le commencement de l'année :

Pour 66 vaccinations, 63 succès, soit 95,45 %
Pour 138 revaccinations, 32 succès, soit 23,18 %.

D'après les résultats obtenus, nous pouvons conclure que dans les revaccinations, le vaccin régénéré avec le horse-pox, modifié en passant par la vache, l'emporte de beaucoup sur l'autre ; qu'il faut transmettre directement à l'enfant le cow-pox provoqué ainsi ou naturel, au lieu de le faire passer successivement par plusieurs vaches dans le but de le multiplier et de le propager plus facilement, car il semble perdre de sa force dans ces transmissions successives.

Le vaccin ou la variole de la vache transmise à l'espèce humaine ne présente aucun danger, ni rien de semblable à ce qui se passait dans la variolation ; la marche du développement de la pustule diffère un peu cependant de celle de la vaccine ordinaire ; souvent, au bout de deux ou trois jours, surtout dans les revaccinations, la piqûre au moyen de laquelle on introduit le vaccin sous l'épiderme, présente un gonflement accompagné soit de démangeaisons, soit de picotements, qui précède le développement de la pustule, qui, souvent, n'arrive à maturité que vers la fin du 7me jour ; en même temps que le bouton se développe, la peau s'enflamme à son pourtour, elle rougit, elle durcit, on voit souvent des engorgements ganglionnaires se former dans le creux de l'aisselle. C'est alors qu'on constate un peu de fièvre et d'accablement. Chez les nouveau-nés, l'inflammation de la peau est généralement moindre et la fièvre ne se montre qu'exceptionnellement. D'autrefois, et surtout lorsque le résultat de l'opération doit être nul ou incomplet, les choses se passent un peu différemment : la douleur et les démangeaisons résultant de la piqure se déclarent au bout de 12 ou 36 heures. On sent à l'endroit piqué une petite tumeur rouge incrustée dans l'épaisseur du derme, vers le 4me jour une élevure circulaire se voit au pourtour de ce bouton qui parait marcher vers la pustulation, mais le cinquième jour la rougeur de la peau disparait en partie et le bouton, qui ne contient pas encore de lymphe, s'affaisse et ne laisse bientôt plus qu'une légère croûte qui fait place, en se détachant, à une cicatrice très superficielle. Nous avons souvent constaté chez le même sujet des boutons parfaits et des boutons incomplets ; d'autrefois le bouton s'élève rapidement en pointe ; le sommet, d'une couleur jaunâtre, se crève et laisse échapper une matière jaune qui, en se desséchant, ressemble, comme le dit M. Bousquet, à de la gomme ; c'est le bouton de vaccinelle. Cette espèce d'éruption s'est présentée très rarement dans nos opérations avec le virus régénéré.

Les résultats obtenus avec le horse-pox, nous les aurions certainement obtenus avec le cow-pox naturel, mais la difficulté de nous le procurer nous a forcé à avoir recours au horse-pox. Cette difficulté est telle que dans certains pays, et en Suisse particulièrement, on accordait, il y a quelques années encore, une prime pour chaque vache trouvée atteinte de variole, mais depuis on a eu recours à la rétro-vaccination, afin de parer à cette pénurie de cow-pox.

Suivant Lotz, on aurait obtenu avec elle :

En 1876, sur 474 vaccinations, 463 succès, soit 97,3 % ;
En 1877, sur 500 — 499 — — 99,8 % ;
En 1878, sur 546 — 543 — — 99,4 % ;

résultats peu différents de ceux que nous avons obtenus, dans nos vaccinations, avec le horse-pox humanisé.

Lotz ne nous donne pas de résultats pour les revaccinations, ce qui eût été important pour juger de la valeur du moyen pour prévenir le développement d'une épidémie de variole.

C'est afin de donner plus de vigueur au vaccin humain et surtout d'éviter le danger des transmissions virulentes par le vaccin, qu'on a recommandé dans ces derniers temps de le reporter sur la vache. Eh bien, les expériences ont encore prouvé ici que le vaccin se perd si on pousse trop loin les échanges et qu'en restant dans les limites d'une expérimentation prudente, il ne gagne rien *quand il s'agit de revaccination sur le vaccin jennérien bien cultivé*. Il nous est arrivé, il y a une douzaine d'années, de suivre avec le Dr Billon, les opérations pratiquées par M. le Dr Danet sur les jeunes détenus de la Colonie de Saint-Bernard, à Loos, avec le vaccin de deux génisses amenées de Paris. Les résultats ont été médiocres et les inoculations que nous avons faites avec le virus, mis généreusement à notre disposition par notre confrère, n'ont réussi ni chez les enfants, ni chez les adultes ; les mêmes essais renouvelés deux ans plus tard n'ont pas produit de meilleurs résultats.

Nous savons bien, et cela nous a frappé dans nos dernières expériences, que la transplantation du virus vaccin, que ce soit le horse-pox ou le cow-pox, sur l'espèce humaine est toujours plus difficile que sur les autres espèces, mais une fois le résultat obtenu et le virus humanisé, nous avons pu conserver à la lymphe préservatrice une virulence plus grande que dans la rétrovaccination.

Après avoir indiqué sommairement les tentatives faites dans ces derniers temps pour substituer le horse-pox ou le cow-pox au vaccin jennérien, dans le but d'obtenir des effets plus satisfaisants au point de vue de la préservation variolique, il nous reste à examiner la valeur des essais de variolation post vaccinale tentées par M. Papillaud, en 1872. (1) Ce dernier, trouvant qu'en temps d'épidémie violente le virus vaccin se trouve souvent insuffisant comme préservatif pour la revaccination et ne peut mettre à l'abri d'une attaque ultérieure de variole, pensa pouvoir remplacer le vaccin par l'inoculation variolique post vaccinale. Dans une première série d'inoculations pratiquées sur 84 sujets, il eut 63 succès et 19 insuccès; sur les 63 cas réussis, 54 n'ont eu qu'une éruption locale seulement et les neuf autres ont eu, en outre de l'éruption primitive et locale, une éruption secondaire généralisée mais très restreinte. Pendant 2 jours, cependant, les phénomènes généraux furent assez accentués.

Dans la deuxième série sur 300 inoculations pratiquées avec du virus variolique de 2me, 3me et 4me génération le résultat a été de 70 à 75 %.

M. Papillaud trouve à son mode de préservation les avantages suivants :

1° D'avoir arrêté la variole au milieu de familles où elle aurait pu atteindre un plus grand nombre de personnes.

2° D'avoir été efficace dans plusieurs cas où la vaccination plusieurs fois répétée avait été stérile et par conséquent impuissante.

3° De s'être constamment montrée douée de la même

(1) Congrès de l'Association française session de Bordeaux, Variole et Vaccine.

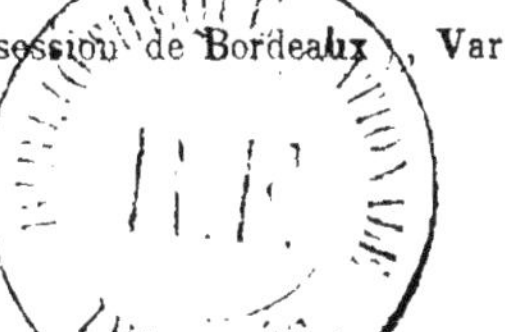

vertu soit qu'elle provînt directement de varioleux soit qu'elle provînt d'inoculations successives plus ou moins éloignées de la dernière variole qui les avait fournies, soit qu'elle fût primitive ou modifiée par une ou plusieurs vaccinations antérieures, soit quelle provînt de varioles complètes soit qu'elle provînt de varioloïdes.

M. Papillaud pense que cette espèce de variolation post vaccinale est plus efficace que la revaccination ordinaire car il a pu, dit-il, vacciner efficacement des sujets qui peu de temps auparavant avaient été revaccinés efficacement avec le vaccin jennérien. Il reconnaît, toutefois, que dans la variole épidémique, la préservation variolique post vaccinale est insuffisante parce que la maladie acquiert une qualité infectieuse qui dépasse de beaucoup la vertu préservatrice de la vaccine.

Nous ajouterons que dans les expériences faites par nous avec le horse-pox modifié en passant par la vache nous avons obtenu des résultats au moins aussi nombreux que ceux obtenus par la variolation post vaccinale et nous n'avons pas couru la chance de voir la revaccination sur l'homme être suivie d'une éruption généralisée assez grave dans certains cas pour produire des accidents sérieux pendant 3 à 4 jours, comme cela arrive une fois sur dix dans la variolation post vaccinale ; de plus la variolation ici ne peut être pratiquée que sur des sujets déjà vaccinés antérieurement et il faudra pour les enfants non vaccinés toujours recourir au vaccin jennérien, car autrement on pourrait donner suite à une variole confluente transmissible par contagion.

Le docteur Lotz, de Bâle, dit, de son côté, que les indications fournies par M. Papillaud sont trop vagues, « on ne sait ni combien d'années auparavant la vaccination avait eu lieu chez ses opérés, ni si elle avait été pratiquée avec succès. »

En résumé, les expériences répétées par M. Chauveau semblent prouver que le cheval serait, comme le voulait Jenner, la patrie de la vaccine naturelle, et que c'est là qu'il faut aller chercher, et qu'on trouvera le plus souvent, le préservatif qui a le plus haut degré d'activité, l'espèce bovine étant loin de manifester une aptitude semblable à l'évolution de la vaccine naturelle.

Les observations que nous avons pu faire pendant nos tentatives de revaccination viennent à l'appui de cette manière de voir et votre commission pense qu'on pourra toujours puiser avec avantage pour la régénération du vaccin humain à cette source surtout dans le cas de pénurie de de cow-pox naturel et spontané.

Il nous reste maintenant à examiner certaine question que le bon sens médical et l'expérience attentive ont résolue depuis longtemps, mais qui ont encore conservé un certain empire dans la population même éclairée.

Parmi celles-ci il en est une pleine d'actualité qui est encore partagée par certains médecins, nous voulons parler de la croyance au danger de vacciner ou de revacciner en temps d'épidémie de variole. Cette croyance,qui n'a aucun fondement repose sur des faits mal observés, elle est une pure illusion ; il peut arriver, en effet, qu'un sujet soit pris de la variole dans les premiers jours qui suivent sa vaccination ou sa revaccination, et l'on ne manque pas de dire que c'est la vaccine qui a provoqué cette éruption. Cependant si on réfléchit bien on verra que dans le cours d'une épidémie il y a chaque jour un certain nombre de nouvelles victimes de la maladie ; or si on revaccine alors sur une grande échelle il arrivera fatalement qu'on vaccinera ou revaccinera des sujets qui sont déja en possession du germe variolique, qui couve sourdement chez ces sujets, le vaccin ici arrivera trop tard, et la maladie se développera quand même : cependant si la vaccine est pratiquée peu après le commencement de la période d'incubation, le vaccin pourra encore se développer presque normalement, modifier la disposition générale de l'économie, et le malade n'aura dans ce cas qu'une varioloide discrète. Mais le préjugé n'en persistera pas moins et aujourd'hui encore certains médecins aveuglés par des idées préconçues, tendent à la soutenir.

Ce qui différencie le temps ordinaire de l'époque ou règne une épidémie variolique, c'est que pendant toute la durée de cette dernière, la réceptivité pour le virus vaccin comme pour le virus variolique est beaucoup plus prononcée, aussi faut-il se faire revacciner même à tout âge, au début d'une épidémie, à moins que cette opération n'ait été pratiquée avec succès depuis très peu de temps; car la préservation acquise par la revaccination n'est quelquefois que de peu de durée. La même remarque s'adresse aux sujets qui ont eu précédemment la variole, ils ne sont pas à l'abri d'une récidive comme nous en avons eu des preuves nombreuses, en pareil, cas la revaccination est la meilleure pierre de touche pour reconnaître le degré d'immunité encore existant.

En temps ordinaire aussi les vaccinations doivent être faites dans les six premiers mois de la vie, mais en temps d'épidémie c'est après les quinze premiers jours qu'il faut y avoir recours. On peut même sans inconvénients devancer cette époque et vacciner à neuf jours comme nous le faisons à la Maternité, afin que les enfants n'échappent pas à la vaccine pendant un temps trop long. Quant aux revaccinations, elles ne sont impérieusement réclamées qu'en temps d'épidémie, néanmoins quand il existera dans une famille un cas sporadique, l'opération devra être immédiatement pratiquée sur les autres membres qui la composent. Remarquons aussi que l'immunité acquise par la vaccination n'étant pas indéfinie, mais seulement temporaire, il sera utile de se faire revacciner pour la première fois à dix ans, de nombreux cas nous ont prouvé que la revaccination pratiquée à cette époque pouvait avoir un plein succès, La nécessité de la revaccination en temps d'épidémie s'impose donc à tout esprit clairvoyant. La diminution de la mortalité dans les épidémies de notre siècle comparée à celle du siècle dernier est évidente, car tandis qu'alors près de la moitié de la population payait son tribut à la variole, aujourd'hui la mortalité n'est plus que de 1/10 de ce qu'elle était avant l'introduction de la vaccine; l'épidémie de 1870 a démontré aussi que partout où on s'est relâché dans l'application des mesures préventives, la variole a bien vite repris son empire et ses droits.

Une autre conséquence de l'introduction de la vaccine dans notre pays a été le déplacement de la mortalité variolique, aujourd'hui la maladie frappe principalement les adultes vaccinés depuis longtemps; dans les pays, ou la pratique de vaccine est défectueuse et sans contrôle assuré, les enfants payent néanmoins encore un fort tribut à la variole qui trouve là un terrain aussi fertile à son développement que dans les siècles derniers Ainsi à Paris, en 1870, la concentration de masses considérables d'hommes sans précautions sanitaires suffisantes, l'absence pendant une année de vaccinations régulières chez les enfants, portent la mortalité à 10,319, alors qu'elle n'avait été que de 723 en 1869, et les enfants non vaccinés qui ont attisé le feu, comptent pour une part relativement plus considérables que dans les années ordinaires. Il en a été de même à Lille ou le vaccination laisse souvent à désirer par suite de la résistance que mettent surtout les Belges à cette opération.

Ainsi dans l'épidémie qui régna à Lille en 1877, Il y eut sur une population de 162,000 âmes, 221 décès des suites de variole, sur ce chiffre il fut constaté que 108 enfants décédés au-dessous de 10 ans n'avaient pas été vaccinés, Sur ces 221 décès nous comptons 58 enfants au-dessous d'un an, 87 de 1 an à 5 ans, 17 décès de 5 à 10 ans, 5 de 10 à 20 ans, 38 de 20 à 40, 18 de 40 à 60 et 1 de 60 à 70. En 1870-71. Sur 394 décès par variole, relevés du mois de novembre 1870 au mois de mars 1871, nous trouvons 230 enfants au-dessous de 10 ans, 24 décès de 10 à 20, 111 de 20 à 40, 28 de 40 à 60, 1 de 60 à 70. On voit par là que l'âge adulte a payé un fort tribut à l'épidémie faute de revaccination.

Quant au service de la vaccine, il est dans notre département, comme ailleurs, mal organisé, il y a lieu dès aujourd'hui d'apporter une réforme assez radicale dans le fonctionnement de cette institution, si on veut obtenir les résultats poursuivis depuis déjà trois quarts de siècle. C'est surtout dans les campagnes que ce service laisse à désirer. En général, le médecin vaccinateur ne fait qu'une ou deux tournées par an, son arrivée dans la commune est annoncée quelques jours à l'avance par le garde-champêtre qui indique le jour et l'heure ou les enfants devront être transportés à la mairie ou dans tout autre lieu pour subir l'opération, mais le jour venu, le mauvais temps, l'indifférence des parents, les occupations du ménage empêchent souvent de conduire les enfants au vaccinateur, et beaucoup des non-vaccinés ne se présentent au médecin pour être vaccinés, que quand ils sont obligés pour être admis à l'école ou dans un atelier, de fournir un certificat de vaccin.

Quant aux enfants qui ont subi l'opération; ils ne reviennent généralement pas pour faire constater le succès de la vaccination. Cette tournée se fait généralement fort tard, à la fin du printemps ou en été, faute de vaccin, car à la campagne il n'est pas toujours facile d'entretenir pendant l'année un vaccin de bonne qualité par des vaccinations successives, faute de sujet; il faut alors avoir recours au dépôt du chef-lieu, soit du département, soit des arrondissements, qui n'est pas toujours pourvu de vaccin frais en quantité suffisante pour satisfaire aux besoins du moment surtout quand il existe des épidémies de variole...

Pour le bien du service, les tournées devraient être plus fréquentes, mais alors elles seraient forcément gratuites, car qu'elle somme dérisoire fourniraient les vaccinations à 0,20 c. par tête pour les communes situées à 6 et 8 kilomètres de la résidence du vaccinateur. Elle ne couvrirait certainement pas ses frais de voyage, sans compter la perte de temps nécessitée : 1° Pour se procurer du vaccin; 2° pour rechercher les enfants à vacciner; 3° pour l'opération de la vaccine; 4° pour rédiger la liste officielle des vaccinations opérées; 5° pour la révision des résultats; 6° pour dépôt à la mairie. — Ajoutons aussi que tant que la vaccine ne sera pas obligatoire, beaucoup de sujets échapperont à cette opération préservatrice et deviendront comme aujourd'hui le point de départ et les premières victimes des épidémies de variole qui ne cesseront pas leur retour périodique. Arrivé au terme de l'étude des questions soumises à l'examen de votre Commission, nous nous résumerons en vous disant que si on veut arriver à des résultats plus satisfants dans les opérations de la vaccination, et de la revaccination, et donner au vaccin une force préservatrice qu'il semble avoir perdue dans ces derniers temps, il est utile d'avoir recours au cow-pox dont la limphe sera mitigée dans son action virulente, en passant par la vache avant d'être humanisée. C'est surtout dans les revaccinations que l'efficacité, comme préservation, du horse-pox se fait sentir, mais il faut en surveiller l'action dans les transmissions successives afin de le régénérer quand il commencera à s'affaiblir; toutefois, afin de juger de l'efficacité du vaccin jennerien et du vaccin dit animal ou pourra opérer indifféremment, au choix des parents, avec l'un ou avec l'autre vaccin. Comme le horse-pox est assez facile à se procurer, on pourrait en avoir à la disposition du public médical, dans chaque dépôt des chefs-lieux d'arrondissement. Pour la réussite de l'opération il est essentiel que le vaccin animal soit fraîchement pris sur le vaccinifère et soit employé dans le plus bref délai. Le dépositaire du vaccin pourrait par un avis, communiqué, aux médecins intéressés de sa circonscription, indiquer le jour et l'heure ou il serait à même d'en délivrer....

Les honoraires alloués à chaque médecin vaccinateur étant insuffisants, la Commission pense qu'il y a lieu d'apporter une réforme radicale dans ce service, en allouant aux vaccinateurs des indemnités en rapport avec les services qu'ils sont appelés à rendre à la société ; en prescrivant les tournées plus nombreuses et en portant à quatre au moins, les séances affectées aux vaccinations officielles dans chaque commune. Avec cette modification apportée au service, on pourrait exiger la vaccination des enfants dans les six mois qui suivent leur naissance, et en temps d'épidémie, la revaccination après dix ans révolus. Les résultats des vaccinations et revaccinations seront constatés huit à dix jours après l'opération. Pour que la vaccination soit reconnue efficace, il faut qu'elle produise des cicatrices caractéristiques qui seront consignées sur un registre tenu par les opérateurs.

Les certificats délivrés par les médecins vaccinateurs et légalisés, devront indiquer par le *mot succés*, l'état d'immunité conféré au vacciné. Cette immunité n'ayant qu'une *durée limitée*, l'enfant devra être soumis à la revaccination au bout d'un temps qui ne devra pas dépasser 10 ans.

Les revaccinations qui en temps d'épidémie, doivent préserver les personnes vaccinées depuis un certain nombre d'années, seront pratiquées sur une grande échelle au commencement d'une épidémie de variole, cette opération s'impose à tout habitant, tant dans l'intérêt de sa famille que dans celui de la société, elle est purement inoffensive et n'exige pas une suspension dans les occupations journalières.

Votre Commission, Messieurs, vous propose en conséquence, de répondre à M. le Préfet :

1° Qu'il est nécessaire de régénérer le vaccin jennérien, en recourant au horse-pox ou au cow-pox naturel et spontané que l'on inoculera à l'espèce humaine ;

2° Que pour atteindre ce but, du vaccin d'animaux atteints de variole (horse-pox ou compox) sera mis, grâce aux soins d'un vétérinaire spécial, chaque fois qu'on en trouvera, à la disposition du conservateur du vaccin pour être distribué aux vaccinateurs de son ressort; une prime sérieuse sera accordée à toute personne faisant connaître un cheval atteint de horse-pox ou une vache atteinte de cow-pox naturel ;

3° Pour obtenir de bons résultats et perfectionner le service de la vaccine surtout dans les campagnes, il est convenable de porter à un franc au minimum la rénumération accordée pour chaque vaccination ;

4° Qu'enfin, d'après l'ensemble des faits observés montrant quelles proportions peuvent atteindre les ravages de la variole dans la population incomplètement vaccinée, il y a lieu de réclamer l'obligation légale de la vaccination.

Sur la proposition de la Commission, la Société vote des remerciements à M. Frelier.

Lille Imp. L. Danel.

www.ingramcontent.com/pod-product-compliance
Ingram Content Group UK Ltd.
Pitfield, Milton Keynes, MK11 3LW, UK
UKHW022206190726
13855UKWH00004B/1641

9 782013 049245